# BEI GRIN MACHT SICH IHR WISSEN BEZAHLT

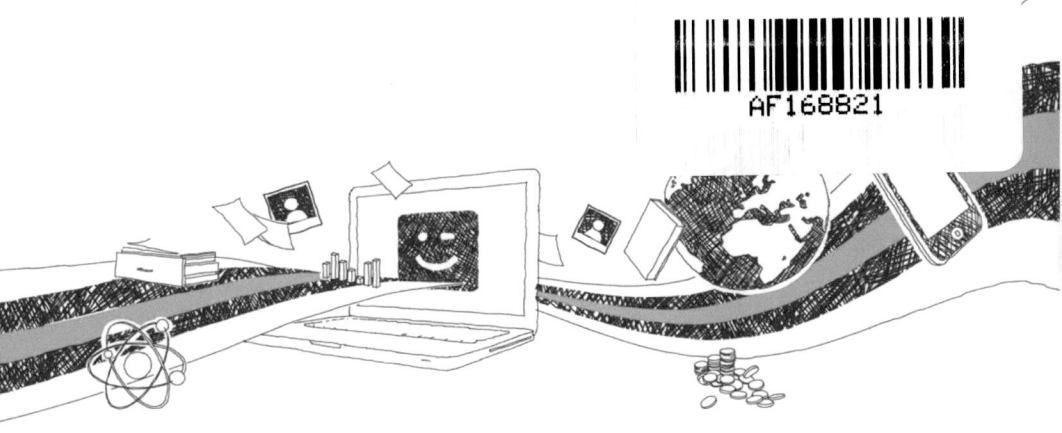

- Wir veröffentlichen Ihre Hausarbeit, Bachelor- und Masterarbeit

- Ihr eigenes eBook und Buch - weltweit in allen wichtigen Shops

- Verdienen Sie an jedem Verkauf

Jetzt bei www.GRIN.com hochladen und kostenlos publizieren

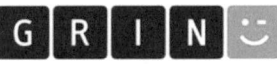

**Bibliografische Information der Deutschen Nationalbibliothek:**

Die Deutsche Bibliothek verzeichnet diese Publikation in der Deutschen Nationalbibliografie; detaillierte bibliografische Daten sind im Internet über http://dnb.d-nb.de/ abrufbar.

Dieses Werk sowie alle darin enthaltenen einzelnen Beiträge und Abbildungen sind urheberrechtlich geschützt. Jede Verwertung, die nicht ausdrücklich vom Urheberrechtsschutz zugelassen ist, bedarf der vorherigen Zustimmung des Verlages. Das gilt insbesondere für Vervielfältigungen, Bearbeitungen, Übersetzungen, Mikroverfilmungen, Auswertungen durch Datenbanken und für die Einspeicherung und Verarbeitung in elektronische Systeme. Alle Rechte, auch die des auszugsweisen Nachdrucks, der fotomechanischen Wiedergabe (einschließlich Mikrokopie) sowie der Auswertung durch Datenbanken oder ähnliche Einrichtungen, vorbehalten.

**Impressum:**

Copyright © 2018 GRIN Verlag
Druck und Bindung: Books on Demand GmbH, Norderstedt Germany
ISBN: 9783668864856

**Dieses Buch bei GRIN:**

https://www.grin.com/document/455095

Karl-Heinz Nickel

# Konzept zur Qualitätssicherung im stationären Altenpflegebereich

GRIN Verlag

**GRIN - Your knowledge has value**

Der GRIN Verlag publiziert seit 1998 wissenschaftliche Arbeiten von Studenten, Hochschullehrern und anderen Akademikern als eBook und gedrucktes Buch. Die Verlagswebsite www.grin.com ist die ideale Plattform zur Veröffentlichung von Hausarbeiten, Abschlussarbeiten, wissenschaftlichen Aufsätzen, Dissertationen und Fachbüchern.

**Besuchen Sie uns im Internet:**

http://www.grin.com/

http://www.facebook.com/grincom

http://www.twitter.com/grin_com

M&B Privatschule Inst. Ltd.
Fachbereich Alten- und Krankenpflege
Berliner Straße 9 06886 Lutherstadt Wittenberg

# Abschlussarbeit

## Konzept zur Qualitätssicherung im stationären Altenpflegebereich

### Fachweiterbildung zum Qualitätsbeauftragten in Alten- und Krankenpflegeeinrichtungen

**Karl-Heinz Nickel**

Examinierter Altenpfleger
Palliative Care Pflegefachkraft
Pain Nurse Pflegefachkraft
Zertifizierter Praxisanleiter

Abgabe: 23. August 2018

**Inhaltsverzeichnis** **Seite**

1. Einleitung und Zielsetzung der Thematik .................................................................. 3
2. Qualitätsdimensionen ................................................................................................ 3
3. Voraussetzungen und Maßnahmen für Qualitätssicherung ..................................... 5
4. Qualitätsbeauftragte .................................................................................................. 6
5. Qualitätshandbuch und Pflegestandards .................................................................. 7
6. Protokolle der Pflegedokumentation zur Qualitätssicherung ................................... 9
7. Ein Blickwinkel ........................................................................................................... 10
Abbildungsverzeichnis ................................................................................................... 13
Quellenangaben ............................................................................................................. 13

## 1. Einleitung und Zielsetzung der Thematik

Was versteht man eigentlich unter Qualität?
Es gibt keine einheitliche Definition von Qualität. An die Qualität eines Produktes oder einer Dienstleistung werden immer bestimmte Erwartungen geknüpft. Werden die Erwartungen an das Produkt erfüllt, sprechen wir von Qualität oder guter Qualität. Besonders schwierig wird die Definition von Qualität, wenn der Dienstleistungsgedanke mit ins Spiel kommt, wie es bei der Pflege der Fall ist.

Schauen wir also darauf, was Pflegequalität ist oder sein könnte. „Nach Avedis Donabedian 1968, versteht man unter Pflegequalität den Grad der Übereinstimmung zwischen der tatsächlich geleisteten Pflege und den dafür festgelegten Kriterien in der Pflege, den Pflegestandards."[1] Um beurteilen zu können, ob die erbrachte Pflege, qualitativ gut oder schlecht ist, benötigt man Kriterien, an denen man die Pflege messbar verdeutlichen kann. Dazu wird ein Vergleich zwischen dem IST-Zustand (geleistete Pflege) und dem SOLL-Zustand (angestrebte Pflege) durchgeführt. Besteht in dieser Messung eine große Übereinstimmung (in Bezug auf die Definition von Donabedian), zwischen tatsächlicher geleisteter Pflege unter Einbeziehung der Pflegestandards, sprechen wir von hoher Qualität. Gibt es eine große Diskrepanz, sprechen wir von schlechter Qualität der Pflege als Dienstleistung und ein Qualitätsmangel liegt vor. Daher ist das Ziel aller Massnahmen im Qualitätsmanagement, die Diskrepanz zwischen tatsächlicher Pflege und den Pflegestandards zu verringern. In unserer Einrichtung sind daher seit mehreren Jahren, immer wieder Standards und Verfahrensanleitungen erstellt und evaluiert wurden, die uns im pflegerischen Alltag leiten sollen und in unseren Massnahmenplänen verankert sind. Die Maßnahmenplanung unter Berücksichtigung der Standards in der Tagesstruktur hat einen Anordnungscharakter, die für alle verbindlich gilt.

## 2. Qualitätsdimensionen

Unsere Pflegequalität wird in drei Qualitätsdimensionen, der Strukturqualität, der Prozessqualität und der Ergebnisqualität unterteilt und intern durch Audits, Pflegevisiten, Fallbesprechungen sowie extern durch den Medizinischen Dienst der Krankenkassen (MDK) und der Prüfstelle nach dem Landes Wohnformen und Teilhabegesetz (Heimaufsicht) geprüft. Wir möchten dem Bewohner eine Optimale Pflege bieten, das heißt ihn, in alle Verrichtungen mit einbeziehen und seiner Selbstbestimmung (Autonomie) den höchsten Stellenwert zu geben.

Mit der Strukturqualität sind die Rahmenbedingungen der pflegerischen Arbeit gemeint, dazu zählen der Personalschlüssel, vorhandene Materialien und Hilfsmittel, bauliche Eigen- und Gegebenheiten der Einrichtung, aber auch das Angebot an Fort- und Weiterbildung.

Bei der Prozessqualität handelt es sich um die Qualität der durchgeführten Arbeitsprozesse. Dazu gehören in der pflegerischen Dienstleistung, die

---
[1] Ausführung Avedis Donabedian (Schulunterlagen Fachschule für Altenpflege 2011 Fr. Dr. Sabine Michel, Koblenz)

Versorgungsabläufe bei der Körperpflege oder auch die aktivierenden Massnahmen bei der Mobilisation. Sie bezieht sich also auf die Art und den Umfang der pflegerischen Leistung und wird beeinflusst durch das Leitbild, durch die Standards und Verfahrensanleitungen sowie den Pflegemethoden und Pflegetechniken.

Durch die Ergebnisqualität lässt sich messen, ob die zuvor geplanten Ziele verwirklicht wurden, dazu gehört ob die Massnahmen Erfolg hatten. Zum Beispiel das ein verbessertes Hautbild ohne Rötungen erzielt wurde oder dass die Sturzrate gesunken ist. In der Ergebnisqualität zeigt sich die Wirkung der Pflege, durch Wohlbefinden und Zufriedenheit des Bewohners. Ergebnisqualität steht immer im Zusammenhang mit Struktur- und Prozessqualität und kann durch gezielte Beobachtung erfasst werden.

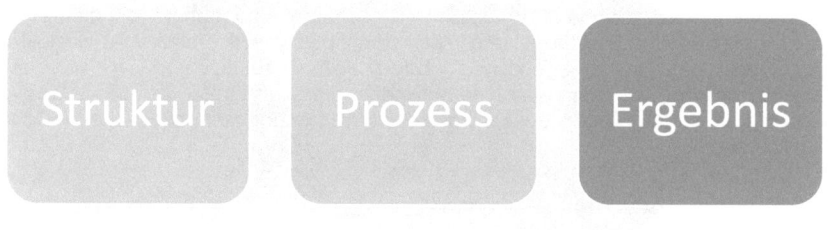

Abb. 1 Qualitätsdimensionen als Prozess (Eigene Darstellung)

## 3. Voraussetzungen und Maßnahmen für Qualitätssicherung

Um Massnahmen zur Qualitätssicherung oder Qualitätsverbesserung einleiten zu können, muss das Pflegepersonal Voraussetzungen erfüllen:

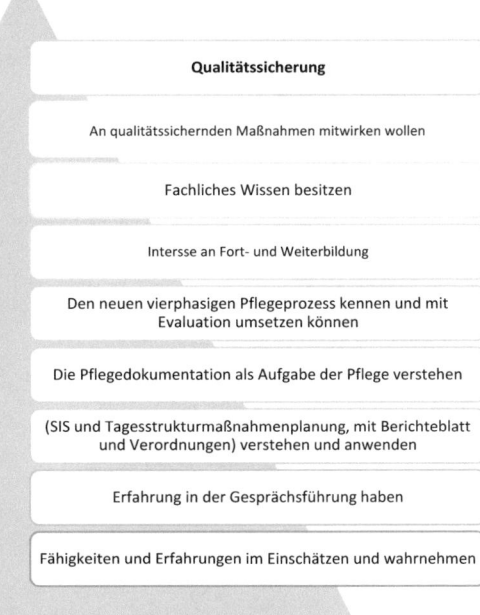

Abb. 2 Pyramide zur Qualitätssicherung (Eigene Erstellung)

Ein Qualitätsbewusstsein und Qualitätsverständnis muss bei allen Mitarbeitern und am Pflegeprozess Beteiligten entwickelt, gefördert und erhalten werden.

Beim Probestudium an der Hochschule Osnabrück 2016 definierte die Professorin Dr. Doris Schiemann die „Qualitätssicherung als Vorgang des Beschreibens von Zielen in Form von Pflegestandards und Kriterien, das Messen des tatsächlichen Pflegeniveaus und falls erforderlich, dass Festlegen und Evaluieren von Maßnahmen zur Modifizierung der Pflegepraxis."[2]

Bei der Qualitätssicherung und den damit verbundenen Maßnahmen bedienen wir uns des PDCA Zyklus um Probleme oder Phänomene prozesshaft darzustellen. Der PDCA Zyklus von William Edwards Deming 1939 beschreibt einen vierphasigen Prozess (PLAN – DO – CHECK – ACT) zur Planung von Tätigkeiten, der systematischen Durchführung von Massnahmen die der Planung entsprechen, deren Überprüfung auf

---

[2] . Qualität in der Pflege (Vorlesung Qualitätssicherung Frau Prof. Dr. Doris Schiemann) Hochschule Osnabrück 2016

Wirksamkeit und das verbessern und oder erneute Handeln einer Tätigkeit oder eines Prozesses.

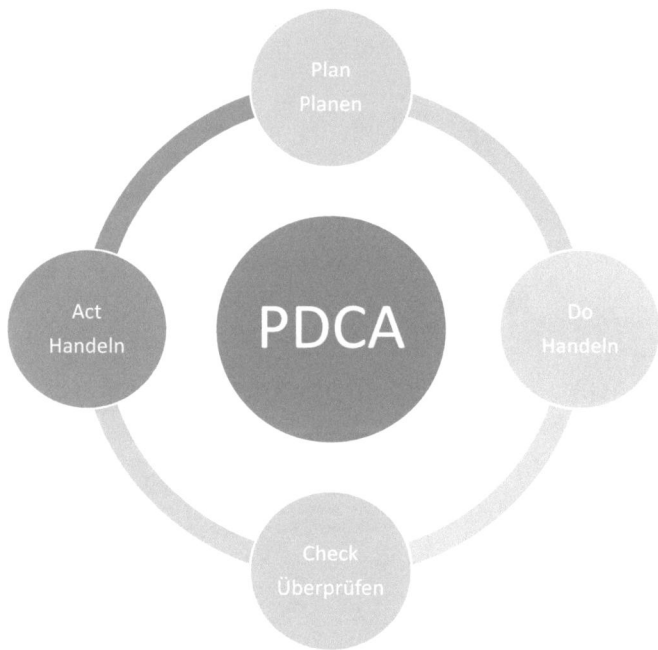

Abb. 3 PDCA Zyklus (Eigene Erstellung)

## 4. Qualitätsbeauftragte

Die Qualitätsverbesserung und Qualitätssicherung ergeben sich für Einrichtungen und Pflegende ebenfalls aus rechtlichen Grundlagen nach dem SGB XI, dem SGB V dem Landesgesetz über Wohnformen und Teilhabe (LWTG) und der DIN EN ISO 9001.

In Einrichtungen der Altenhilfe ist es ausdrücklich gefordert, einen Qualitätsbeauftragten zu benennen. In unserer Einrichtung handelt es sich dabei um eine Stabstelle, die im Organigramm der Einrichtungsleitung angesiedelt ist. In allen Qualitätsfragen hat sie bei uns Weisungsbefugnis gegenüber den untergeordneten Mitarbeiter im Unternehmen und eine beratende Befugnis gegenüber der Einrichtungsleitung. Unsere Qualitätsbeauftragte führt auch interne Audits in den Einrichtungen durch und hat eine beratende Aufgabe für die Mitarbeiter in Qualitätsfragen. Die Qualitätsbeauftragte hat viele wichtige Aufgaben, so ist sie für folgende Aufgabenbereiche bestellt:

Erstellung und Evaluation des Qualitätsmanagementhandbuches
Durchführung interner Fortbildungen
Prüfung von Unterlagen
Interne Audits
Prüfung der Pflegedokumentation
Leitung der Qualitätszirkel
Begleitung der MDK und Aufsichtsbehörden Prüfungen
Zufriedenheitserhebung im Rahmen des Beschwerdemanagements und des innerbetrieblichen Vorschlagwesens

## 5. Qualitätshandbuch und Pflegestandards

Wir arbeiten nach einem Qualitätshandbuch, das durch das Qualitätsmanagementsystem und die laufenden Qualitätszirkel erarbeitet und freigegeben wurde. Das Arbeiten nach diesem Handbuch, wird der professionellen und an der Wissenschaft orientierten Pflege gerecht und dient letztlich auch der Qualitätssicherung- und Erweiterung.

In Deutschland ist das Deutsche Netzwerk zur Qualitätsentwicklung in der Pflege seit 1999 für die Entwicklung der Expertenstandards zuständig. Eine 8–12-köpfige Expertengruppe erarbeitet zum jeweiligen Thema einen Entwurf, der die Struktur-, Prozess- und Ergebnisqualität von Pflegehandlungen berücksichtigt. Er enthält klare Ziele, formuliert Maßnahmen und gibt messbare Kriterien zur Erfolgsbewertung vor. In einer Konferenz wird der Entwurf dann der Öffentlichkeit präsentiert, um anschließend modellhaft implementiert und nach Überprüfung und ggf. Modifikation abschließend veröffentlicht zu werden. Nach erfolgter Einführung schaut die Expertengruppe des DNQP jährlich nach Aktualisierungsbedarf, spätestens nach fünf Jahren muss jeder Standard überarbeitet werden.

Zur internen Qualitätssicherung haben wir noch weitere Instrumente und Methoden, wie die internen Pflegestandards und unseren internen Verfahrensanleitungen die auf Grundlage der Expertenstandards durch das Deutsche Netzwerk für Qualitätssicherung DNQP der Hochschule Osnabrück, durch das Qualitätsmanagement für unsere Einrichtung erstellt wurden. Diese sind Richt- und Leitlinien wie die Pflegenden bei einem Pflegephänomen bzw. Pflegeproblem vorzugehen haben oder an welchen Leitlinien sie sich orientieren können. Es gibt zwischenzeitlich mehrere Expertenstandards der Arbeitsgruppen des DNQP. Dazu gehören für uns die relevanten Expertenstandards:

Dekubitusprophylaxe in der Pflege,
Schmerzmanagement in der Pflege bei akuten Schmerzen,
Schmerzmanagement in der Pflege bei chronischen Schmerzen,
Sturzprophylaxe in der Pflege,
Förderung der Harnkontinenz in der Pflege,
Pflege von Menschen mit chronischen Wunden
Erhaltung und Förderung der Mobilität
Ernährungsmanagement zur Sicherung und Förderung der oralen Ernährung
Entlassungsmanagement in der Pflege

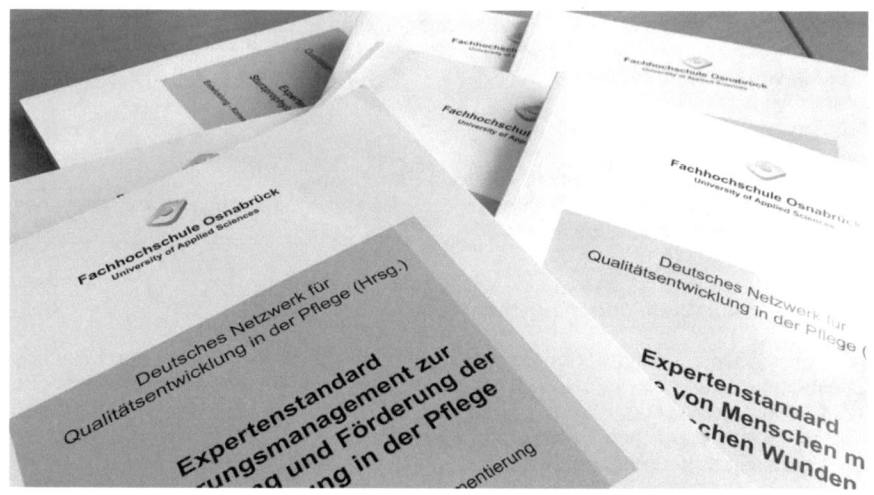

Abb. 4 Expertenstandards Foto: Marco di Bella (Rechtsdepesche) Internetauftritt vom 23.08.2018

Ganz aktuell im März 2018 dazugekommen, ist der publizierte Expertenstandard Beziehungsgestaltung in der Pflege von Menschen mit Demenz. Dieser wird gerade in unseren Einrichtungen als verbindlicher Standard bearbeitet.

Expertenstandards sollen helfen, den Alltag so zu strukturieren, dass eine möglichst gleichbleibende und vergleichbare Pflegequalität erreicht wird. Expertenstandards sind verbindlich für alle Pflegeheime und folgen einem einheitlichen, international abgestimmten Vorgehen. Sie gelten sowohl für die stationäre als auch für die ambulante Pflege. Ihre Inhalte basieren auf nationalen und internationalen wissenschaftlichen Erkenntnissen. Jede Pflegekraft ist daneben aber verpflichtet, jegliche pflegerische Intervention auf die Angemessenheit der Maßnahmen für den einzelnen Pflegebedürftigen in der Tagesstrukturmaßnahmenplanung zu prüfen.

Grundlage der Anwendung dieser festgelegten Expertenstandards ist unsere Pflegedokumentation als Teil des vierphasigen Pflegeprozesses. Wir arbeiten nach dem neuen Strukturmodell mit der Strukturierten Informationssammlung SIS, der Risikomatrix, den differenzierten Risikoerfassungsinstrumenten für Sturz-, Schmerz-, Inkontinenz- und Ernährungsrisiko und der Massnahmetagestrukturplanung im Rahmen des Verständigungsprozesses. In der Informationssammlung und damit verbundenen individuellen Verständigungsprozess mit dem Bewohner kommen die Standards in der Maßnahmenplanung zur Anwendung und haben Anordnungscharakter. „Wir pflegen alle professionell gleich und nicht nach Gutdünken"

## 6. Protokolle der Pflegedokumentation zur Qualitätssicherung

Zu der Pflegedokumentation gehören verschiedene Protokolle wie das Sturzprotokoll, nach aktuellen Sturzgeschehen, das Fallbesprechungsprotokoll, bei Veränderungen der Tagesstruktur und oder der Ressourcen und Probleme des Bewohners, die allgemeinen Beratungsprotokolle für Risiken und Einleitung oder Ablehnung bestimmter Maßnahmen, oder auch das Pflegevisitenprotokoll. Bei der Pflegevisite handelt es sich um einen regelmäßig wiederkehrenden Besuch, durch die Wohnbereichsleitung oder Pflegedienstleitung im Zimmer des Bewohners, nach einem festgelegten Schema aus dem Qualitätshandbuch.

Die Wohnbereichsleitung vereinbart hierfür einen Gesprächstermin mit dem Bewohner. Sie bietet die Möglichkeit, die Wirksamkeit der Pflege zu evaluieren und neu zu betrachten. In der Pflegevisite geht es um einen persönlichen Austausch zwischen der WBL und dem Bewohner, hier wird der sogenannte IST-SOLL Zustand miteinander verglichen um ggf. neue Informationen zu sammeln und dann die Massnahmen neu anzupassen, es dient dadurch der Qualitätsprüfung und der Pflegeprozess wird für alle Beteiligten transparent. Die Pflegevisite wird nach dem oben beschriebenem PDCA Zyklus geplant, durchgeführt, erfasst und evaluiert.

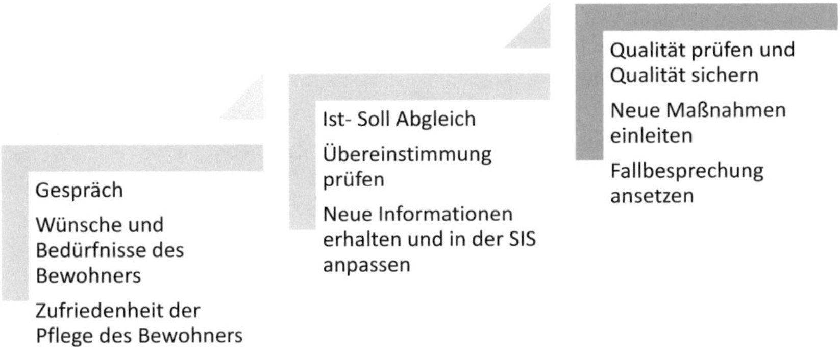

| Gespräch | Ist- Soll Abgleich | Qualität prüfen und Qualität sichern |
|---|---|---|
| Wünsche und Bedürfnisse des Bewohners | Übereinstimmung prüfen | Neue Maßnahmen einleiten |
| Zufriedenheit der Pflege des Bewohners | Neue Informationen erhalten und in der SIS anpassen | Fallbesprechung ansetzen |

Abb. 5 Ablauf der Pflegevisite und Evaluierung (Eigene Darstellung)

Diese Aufzeichnungen werden in unserer Einrichtung in der EDV erfasst, ausgedruckt und in den wöchentlichen oder monatlichen Pflegebesprechungen, im Rahmen der Besprechungsmatrix erörtert, die Risiken und Verbesserungsmöglichkeiten eruiert und in den Übergabegesprächen und den Teambesprechungen offen kommuniziert und bearbeitet. Ziel dieser Kommunikation, ist die stetige Qualitätsverbesserung in unseren Einrichtungen. Wir wollen Probleme erkennen und konstruktiv damit umgehen.

Für unsere Kurzzeitpflegegäste gibt es einen Aufenthaltsfragebogen, der nach Aufenthalt ausgefüllt werden kann. Für unsere vollstationären Bewohner gibt es Kritik- und Verbesserungsvorschlägebögen, die jederzeit auch anonym ausgefüllt werden können. Wir sind stets offen für Kritik- und Verbesserungsvorschläge, aber auch für Lob und Anerkennung.

Weitere Instrumente und Methoden der Qualitätssicherung können sein:

| Interne Qualitätssicherung QS | Externe Qualitätssicherung QS |
|---|---|
| Supervision | Berufsverbände |
| Qualitätszirkel | TÜV |
| Heim- Bewohnerbeirat | Verbraucherschutz |
| Innerbetriebliches Vorschlagwesen | Beschwerdestellen |
| Pflegestandards | MDK |
| Pflegediagnosen | Gesundheitsamt |
| Pflegedokumentation | Sozialhilfeträger |
| Kontrolle der Pflegequalität | Angehörige (Beschwerdemanagement) |
| Bewohner- Zufriedensheitsfragebogen | Prüfstellen der Länder |
| Aus-, Fort- und Weiterbildung | Zertifizierungsprüfstellen |

Abb. 6 Instrumente und Methoden der Qualitätssicherung (Eigene Darstellung)

Des Weiteren haben wir ständige Kontrollen im Rahmen der Qualitätssicherung durch externe Anbieter und Behörden, wie der Prüfstelle nach dem LWTG (ehemals Heimaufsicht), dem Medizinischen Dienst der Krankenkassen MDK, dem Gesundheitsamt sowie dem TÜV Rheinland oder den örtlichen Sozialhilfeträger. Im Rahmen der Zertifizierung kommt es immer wieder zu Rezertifizierungsprüfungen durch externe Anbieter.

Unseren Mitarbeiter steht eine hohe Anzahl an Pflegefachzeitschriften wie die Schwester/der Pfleger, Altenpflege heute und eine Gemeinschaftsbibliothek der Einrichtungen für Fachliteratur und online Nachschlagewerke kostenlos zur Verfügung.

Auf Wunsch der Mitarbeiter, aber auch auf Anraten der Einrichtungsleitung oder Pflegedienstleitung kann eine Vielzahl an gezielten Fort- und Weiterbildungsmaßnahmen wie Praxisanleiter, Palliative Care Fachkraft, Qualitätsbeauftragter, Hygienebeauftragter, Inkontinenzbeauftragter und oder Wohnbereichsleitung oder Pflegedienstleitung absolviert werden. Es finden in regelmäßigen Abständen Pflichtfortbildungen für alle Mitarbeiter statt. Diese werden jährlich geplant und im Fortbildungskalender bekannt gegeben. Zusätzlich gibt es einen Fort- und Weiterbildungskatalog mit Kooperationspartner für Weiterbildungen.

## 7. Ein Blickwinkel

Mit der Gesamtheit des Qualitätsmanagements und der Qualitätssicherung möchten wir qualitativ optimale Pflege am Menschen erbringen, die für die Angehörigen und alle Beteiligten transparent werden. Wir möchten unsere Dienstleistung Pflege offen kommunizieren. Qualität ergibt sich aus den Bedürfnissen der Anspruchsgruppe, sie ist mehrdimensional und multiperspektivisch zu betrachten. Unsere sehr gute und optimale Pflege ergibt sich aus der Übereinstimmung zwischen den Erwartungen der Kunden und der durch unsere kompetenten Mitarbeiter erbrachten Dienstleistung.

Unsere tägliche Arbeit ist es, unser Leitbild im pflegerischen Handeln einzusetzen um die Erwartungen unserer Bewohner zu übertreffen. Wenn ich unsere Bewohner Frage, was ist ihnen am wichtigsten, dann höre ich oft: „Ich möchte gut versorgt sein und Sicherheit haben." Was das für den Einzelnen bedeutet, ist dann im Pflegeprozess herauszufiltern und diese Erwartungen der Bewohner zu befriedigen.

Was die Qualität angeht, kann ich sagen, wir achten darauf, wie wir uns organisieren und definieren. Wir definieren uns als ein modernes und zukunftsorientiertes Unternehmen, das sich nicht mit anderen Mitbewerber hinsichtlich der formulierten Strategien ähnelt, sondern wir legen den Fokus auf die umgesetzten Strategien. Wir nutzen Kompetenzmodelle und spezifizieren erwünschte Fähigkeiten in allen Unternehmensebenen. Ich bin nach wie vor der Auffassung das unsere Kompetenz im Pflegen als Dienstleistung liegt und solange wir dies glücklich vertreten und nach außen kommunizieren, zu unseren Freunden und Bekannten, zu unseren Bewohnern und den Angehörigen und diese wiederum positiv auf dem Marktplatz erzählen, genau dann haben wird eine gute Unternehmensentwicklung und Qualitätssicherung.

Eine Angehörige sagte vor einiger Zeit, nach dem Tod ihrer Mutter zu mir: "Sie haben das Prädikat GOLD, für ihre palliative Pflege verdient." Doch das war ich nicht alleine, das war ein ganzes Team aus internen Mitarbeiter, die sich von Standards, Leitlinien und Verfahrensanweisungen leiten lassen.

Das Ziel der Qualitätssicherung ist es, potenziell negative Einflüsse auf die Qualität eines Endproduktes, hier der Pflege zu erkennen und zu beseitigen. Die Qualitätssicherung in unseren Einrichtungen gewährleistet also, dass die Vorgaben des Qualitätsmanagements eingehalten und korrekt umgesetzt werden können. Im Gegensatz zur Qualitätskontrolle, bei der die Qualität des Produkts im Mittelpunkt steht, werden bei der Qualitätssicherung alle pflegerischen Verrichtungen und Abläufe innerhalb des Unternehmens in den Blick genommen und dahingehend geprüft, inwiefern sie den selbst formulierten und gesteckten Qualitätszielen entsprechen.

Wird der entsprechende Qualitätsstandard nicht erreicht, scheiden entweder die entsprechenden pflegerischen Verrichtungen aus dem Kreislauf aus oder man bessert sie solange nach, bis sie dem Standard wieder gerecht werden.

Einrichtungen der Altenhilfe, insbesondere die stationären Altenpflegeeinrichtungen müssen heute mit qualitativ guter Pflege überzeugen. Dies geht nur, wenn gut ausgebildetes Personal zur Verfügung steht und die Rahmenbedingungen einer Einrichtung stimmen. Die zu pflegenden Bewohner, sind heute immer multimorbider mit schwersten Erkrankungen und einem hohen pflegerischen Aufwand verbunden. Hier müssen Standards und Verfahrensanweisungen kompatibel mit der Realität sein, damit die Menge an pflegerischen Verrichtungen in einen einem gewissen Zeitrahmen erledigt werden können, ohne dass der Bewohner das Gefühl hat, es sei eine Fließband Abfertigung.

Durch die neuen Pflegegrade ist es heute möglich, die Bewohner und Angehörige besser dafür zu sensibilisieren einen Höhergradierungsantrag zu stellen, als es noch zu Zeiten der Pflegestufe war. Heute bleibt der selbst zu entrichtende Eigenanteil in den höheren Pflegegraden gleich hoch, so dass es nicht zu weiteren Belastungen der Familie und den Angehörigen kommt. Dies kommt der Pflege und dem Personalschlüssel zugute. Erst dadurch kann ein die pflegerische Dienstleistung einen hohen Standard gewähren.

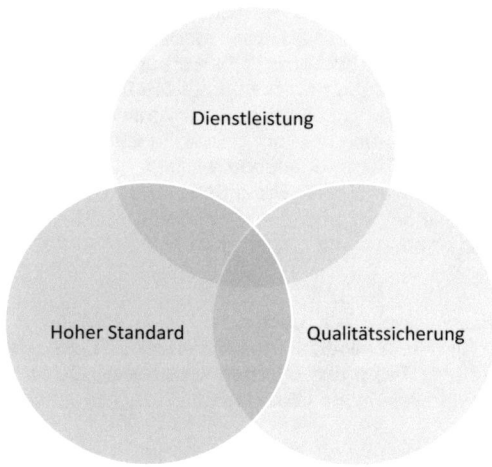

Abb. 7 Ineinander verbundener Kreislauf der Dienstleistung, der Qualitätssicherung und dem erzielten hohen Standard.

Der Zweck der Qualitätssicherung ist somit, dass die Pflege als Dienstleistung einen gleichbleibend hohen Standard aufweist.

Koblenz, den 23.08.2018

Karl-Heinz Nickel

**Abbildungsverzeichnis**

Abb. 1  Qualitätsdimensionen als Prozess (Eigene Darstellung)

Abb. 2  Pyramide zur Qualitätssicherung (Eigene Erstellung)

Abb. 3  PDCA Zyklus (Eigene Erstellung)

Abb. 4  Expertenstandards Foto: Marco di Bella (Rechtsdepesche) Internetauftritt vom 23.08.2018

Abb. 5  Ablauf der Pflegevisite und Evaluierung (Eigene Darstellung)

Abb. 6  Instrumente und Methoden der Qualitätssicherung (Eigene Darstellung)

Abb. 7  Ineinander verbundener Kreislauf der Dienstleistung, der Qualitätssicherung und dem erzielten hohen Standard.


**Quellenangaben**

1. Ausführung Avedis Donabedian Schulunterlagen Fachschule für Altenpflege 2011 Fr. Dr. Sabine Michel, Koblenz

2. Qualität in der Pflege (Vorlesung Qualitätssicherung Frau Prof. Dr. Doris Schiemann) Hochschule Osnabrück 2016

# BEI GRIN MACHT SICH IHR WISSEN BEZAHLT

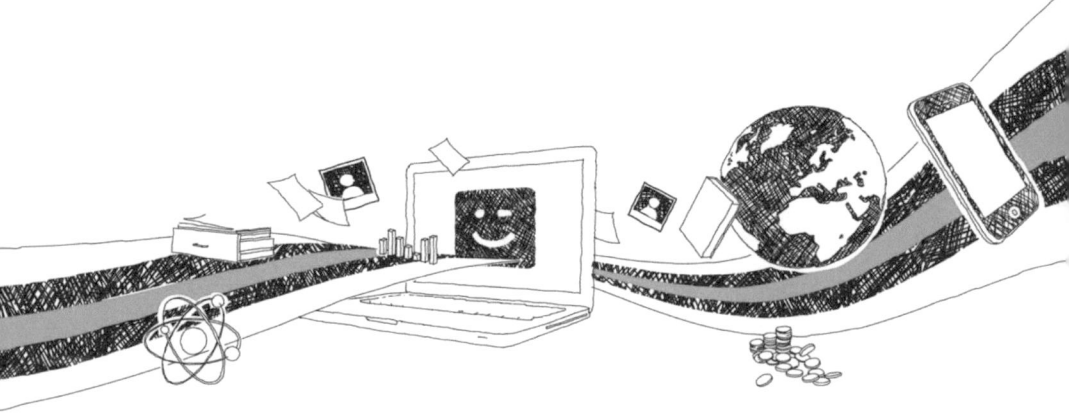

- Wir veröffentlichen Ihre Hausarbeit, Bachelor- und Masterarbeit

- Ihr eigenes eBook und Buch - weltweit in allen wichtigen Shops

- Verdienen Sie an jedem Verkauf

Jetzt bei www.GRIN.com hochladen und kostenlos publizieren